PUBLICATIONS DU *PROGRÈS MÉDICAL*

TRAITEMENT DES ANÉVRYSMES

PAR

L'INTRODUCTION DE CORPS ÉTRANGERS DANS LA POCHE ANÉVRYSMALE

PAR

Le Dr C. PHILIPPE

Assistant à la Clinique chirurgicale de l'Université de Liège.

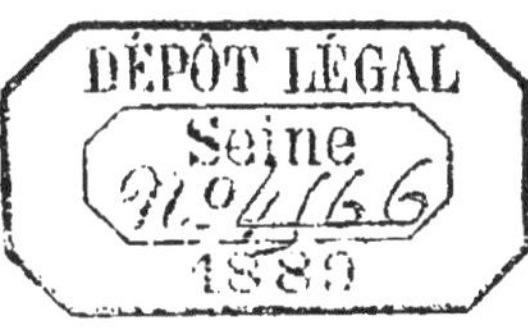

PARIS

Aux Bureaux du PROGRÈS MÉDICAL
14, rue des Carmes, 14

E. LECROSNIER et BABÉ
LIBRAIRES-ÉDITEURS
Place de l'École-de-Médecine

1889

TRAITEMENT

DES ANÉVRYSMES

PAR

L'INTRODUCTION DE CORPS ÉTRANGERS

DANS LES POCHES ANÉVRYSMALES

On divise le traitement des anévrysmes en traitement interne ou médical et traitement externe ou chirurgical. Ce dernier comprend aujourd'hui une foule de méthodes dont le nombre indique assez l'importance de la question et montre quelles difficultés les chirurgiens rencontrent en présence de ces graves affections. Il faut citer : l'application des réfrigérants, des moxas, des astringents sur la peau recouvrant l'anévrysme, moyens tout à fait inefficaces ; les injections dans le sac de substances ayant la propriété d'amener la coagulation du sang, lesquelles sont dangereuses ; la malaxation de la tumeur imaginée par Fergusson ; la ligature du vaisseau d'où part l'anévrysme en amont ou en aval de celui-ci ; la compression exercée de différentes façons soit sur le vaisseau, soit sur le sac ; la flexion forcée pour les anévrysmes des membres au voisinage des articulations ; l'électro-puncture ; la caloripuncture.

Malgaigne a proposé la suture entortillée, qui n'est applicable qu'aux petits anévrysmes superficiels; c'est dire qu'on ne peut que très rarement y avoir recours. Un Italien, Azzio Caselle, ayant remarqué qu'un anévrysme faux siégeant au tiers moyen de l'artère fémorale était très mobile et pouvait accomplir un mouvement de torsion d'un quart de cercle, le maintint dans cette position par un pansement approprié et obtint sa guérison (1). Autre cas que l'on peut considérer comme exceptionnel. Il y a encore la méthode d'Antyllus consistant à ouvrir la poche, à la vider et à la tamponner après avoir lié tous les vaisseaux afférents ou efférents. Viennent enfin l'extirpation, la cautérisation, l'acupuncture et l'introduction dans le sac de corps étrangers. C'est de ce dernier moyen thérapeutique dont je veux m'occuper dans ce travail.

Je ferai remarquer tout d'abord que le principe sur lequel il est basé est aussi celui de l'acupuncture; dans l'une comme dans l'autre méthode, c'est du contact du sang avec un corps étranger qu'on attend la formation de caillots et l'oblitération du sac. On ne s'étonnera donc pas que je m'étende un peu ici sur l'acupuncture. C'est Velpeau qui imagina ce mode de traitement des tumeurs anévrysmales. Il avait remarqué que, en enfonçant une aiguille dans l'artère crurale d'un chien, le sang laissait déposer un caillot fibrineux autour de ce corps étranger. Ce fut Benj. Philips, de Londres, qui introduisit le procédé dans la clinique; il l'appliqua au traitement d'un anévrysme de la région parotidienne, avec succès, paraît-il (2). Dans trois autres cas que rapporte Broca, l'électricité fut, il est vrai, employée en même temps que l'acupuncture; mais ce ne fut que d'une manière très peu suivie.

---

(1) *Revue des Sciences médicales de Hayem.* Vol XVII, p. 251.

(2) *Médecine opératoire*, de Velpeau.—*Dictionnaire encyclopédique* de Dechambre. Article *Anévrysme*.

Le *premier* (1) concerne un anévrysme volumineux de la crurale dans lequel furent enfoncées plus de cinquante aiguilles, qu'on y laissa séjourner quelques jours. La tumeur s'accrut malgré cela, et, quand on retira les aiguilles, chaque piqûre donna un jet artériel qui emporta le malade.

Dans le *second* (cas de Pétrequin), deux aiguilles furent laissées pendant trois jours dans un anévrysme traumatique du coude, sans que le patient en retirât aucun profit.

Le *troisième* cas appartient à Velpeau, qui plongea dans un anévrysme poplité des aiguilles qu'il y abondonna pendant huit jours. Il en résulta une inflammation violente, puis une hémorrhagie qui nécessita la ligature de la crurale. Celle-ci amena la gangrène du membre et l'amputation, qu'elle rendit nécessaire, emporta le malade.

Rizzoli, de son côté, nous fait connaître cinq faits où l'acupuncture fut employée seule. Deux lui sont propres. C'est d'abord un anévrysme du pli du coude qui avait été traité, deux mois auparavant, par la ligature de l'humérale et qui avait récidivé. Les piqûres des aiguilles qui servirent au traitement donnèrent une hémorrhagie grave et il fallut pratiquer immédiatement l'amputation. Ensuite, un cas plus heureux. A la base d'un anévrysme siégeant à l'origine de la fémorale, on enfonça six aiguilles dans la direction de l'abdomen. Lorsque, après quatre jours, on les retira, les battements avaient notablement diminué. Mais la guérison complète n'eut lieu qu'après qu'on eût eu recours à la compression de l'iliaque.

Les trois derniers cas appartiennent à Malago (de Ferrare); ils se terminèrent tous par la mort. Comme on le voit, les résultats obtenus par l'acupuncture furent loin d'être brillants : les malades succombaient à l'inflammation, ou aux hémorrhagies, ou à leurs suites. Aujourd'hui que l'on connait les bienfaits de la méthode antiseptique, de tels insuccès ne paraissent pas surprenants. D'un autre côté, la cause des hémorrhagies gra-

---

(1) *Dictionnaire encyclopédique* de Dechambre, Article *Anévrysme*.—Thèse de M. Clavel, 1837.

ves qui survinrent le plus souvent n'est pas bien difficile à trouver. En arrachant les aiguilles enfoncées dans l'anévrysme, ne devait-on pas en détacher les caillots, si toutefois ceux-ci existaient autour de ces corps étrangers ? En outre, l'irritation qu'elles exerçaient sur les parois de la poche devait fatalement amener l'escharrification de celles-ci ou leur soudure aux téguments sus-jacents, comme cela se passe pour le trocart qu'on laisse à demeure après la ponction de la vessie par l'hypogastre ; de là ces canaux par lesquels le sang s'écoulait en jets si meurtriers.

Ces considérations justifient assez, me semble-t-il, l'abandon auquel a été voué ce moyen de traitement des anévrysmes. Si la présence d'un corps étranger en contact avec le sang devait amener l'obstruction d'un anévrysme, il fallait modifier la manière d'agir ; il fallait abandonner ce corps dans la poche anévrysmale. C'est le conseil que donna Murray et qui fut appliqué, le 7 janvier 1864, par Ch. Moore, à Middlesex Hospital, à Londres (1).

Il s'agissait d'un homme de 27 ans, porteur d'un anévrysme très volumineux, faisant saillie à gauche du sternum. A sa partie la plus saillante, la peau fortement amincie, d'une coloration rouge foncé, indiquait une rupture imminente vers l'extérieur. Etat général bon. L'opération consista à enfoncer dans l'anévrysme une canule pointue de petit calibre, au moyen de laquelle on introduisit 26 yards (plus de 23 mètres) de fil de fer fin Hémorrhagie insignifiante. Immédiatement après, les pulsations cessèrent presque complètement dans la tumeur, qui diminua de volume. Mais le lendemain, le malade eut des frissons, de vives douleurs dans le dos et dans la tumeur. La peau devint plus foncée et l'anévrysme plus volumineux qu'avant l'opération. La mort survint le 12 janvier. L'*autopsie* démontra que les tuniques de l'aorte étaient fortement athéromateuses.

---

(1) Charles H. Moore : *One a new Method of procuring the Consolidation of Fibrin in certain incurable Aneurism* ; suivi de : Charles Murchison : *Report of a Case in which on Aneurism of the ascending Aorta was treated by the Insertion of wire.* — *Medico-chirurgical transactions.* T. 47. Londres, 1864.

De la partie ascendante de ce vaisseau émanait un anévrysme gros comme un poing d'homme. Cette première poche communiquait, par deux larges ouvertures situées dans le premier et le second espace intercostal gauche, avec une autre extrathoracique dont les limites étaient établies par les téguments et le grand pectoral infiltrés. C'est dans ce dernier sac seulement qu'avait pénétré le fil métallique où il s'était enroulé sur lui-même et s'était entouré d'un caillot fibrineux volumineux.

Le traitement a donc déterminé ici la coagulation du sang qu'on en attendait. Mais on avait à faire à un anévrysme thoracique très volumineux dont l'accroissement était favorisé par l'athéromatie avancée du vaisseau et qui était bien près de se rompre.

Après Moore, le docteur Levis, de Philadelphie, fit à Pensylvania Hospital une tentative semblable, le 13 octobre 1873 (1). Il employa les crins de cheval dont il fit pénétrer, à travers une fine aiguille tubulée, 24 pieds 9 pouces dans un volumineux anévrysme de la sous-clavière droite. Le patient succomba et la section, faite quinze jours après l'opération, démontra que le sang était resté liquide dans le sac (2). C'est, comme on le verra par ce qui suit, le seul cas où l'introduction d'un corps étranger dans un anévrysme n'a pas modifié la fluidité du sang y contenu.

C'est aussi en 1873 que Bryant recourut à cette méthode pour délivrer d'un anévrysme poplité un malade cardiaque du Guy's Hospital, chez lequel la compression, puis l'ergot de seigle n'avaient pas empêché la tumeur de s'accroître (3).

Le crin de cheval fut encore employé. Bryant se servit d'une canule de trocart fin pour en faire pénétrer 6 mètres à peu

(1) *Revue des Sciences médicales*, de Hayem. Année 1874.

(2) *Anévrysme traumatique de l'aorte abdominale*, traduit de l'italien par le Dr P. Liebrecht.

(3) *Gazette hebdomadaire de médecine et de chirurgie*. 1874, no 12, page 191. *Traitement de l'anévrysme poplité par la méthode de Lévis.*

près dans la poche anévrysmale, qui allait se rompre. Quoiqu'on fît la compression artérielle, le sang coula pendant toute l'opération, pour cesser sitôt que la canule fut retirée. La jambe fut, aussitôt après l'opération, entourée d'un pansement ouaté compressif. Les battements diminuèrent rapidement dans la tumeur et la consolidation de son contenu fut obtenue.

En 1874, Longstreth Moris, de Philadelphie, opéra de la même façon un anévrysme de la sous-clavière droite (1). Il introduisit 24 pieds 9 pouces de crins de cheval, qui ne déterminèront pas d'irritation locale. Le patient présenta peu après des manifestations pulmonaires et succomba. A l'autopsie, on vit que l'anévrysme avait détruit les côtes supérieures et comprimé le sommet du poumon. Derrière ce dernier organe, on trouva le crin de cheval enveloppé d'un caillot.

Baccelli a eu aussi l'occasion d'essayer la méthode qui nous occupe (2). L'opération consistait à plonger dans l'anévrysme un fin trocart par la canule duquel on faisait entrer des fragments de ressort de montre. Ces fragments s'oxydaient et devenaient le centre de coagula, en s'entourant de fibrine dans laquelle ils disparaissaient. Les deux cas qui appartiennent à ce chirurgien furent, il est vrai, malheureux; mais ils démontrèrent cependant que l'on peut agir ainsi sans déterminer d'hémorrhagie notable et sans amener d'irritation de la face interne du sac.

Van der Meulen, en 1881, fut plus heureux (3). Une jeune fille de 22 ans portait un anévrysme d'une artère axillaire gros comme un poing d'enfant. La compression étant restée sans résultat, Van der Meulen fit entrer dans la poche, à travers une aiguille de Pravaz, quatre à cinq décimètres de catgut n° 1. La malade guérit.

---

(1) *Jahresbericht der gesammten Medicin.* 1874. Vol. II, page 386.

(2) *Jahresbericht der gesammten Medicin.* 1878. Vol. II, page 185.

(3) *Jahresbericht der gesammten Medicin.* 1881. Vol. II, page 302.

Schroetter employa dans le même but du fil de Florence (1).

Le malade, un homme de 44 ans, souffrait d'un anévrysme de l'aorte ascendante, qui faisait, à droite du sternum, une saillie de cinq centimètres. Au moyen d'une canule fabriquée *ad hoc*, Schroetter introduisit dans la poche d'abord 52 centimètres, et, quatre jours plus tard, 76 centimètres de fil de Florence. Trois jours après la seconde opération, il apparut de l'œdème au voisinage du sac anévrysmal. Douze jours plus tard, le malade fut emporté par un œdème pulmonaire. La section fit voir que le fil était disposé en spirale et était enveloppé d'un caillot occupant une grande partie de la poche.

Le malade dont il s'agit, dans l'observation suivante, fut soigné successivement par MM. Hulke et Pearce Gould, de Londres (2).

C'était un homme de 48 ans, qui fut admis à Middlesex Hospital, pour un anévrysme thoracique. Cet anévrysme dépassait la clavicule gauche d'environ 8 centimètres et formait une tumeur pulsatile en arrière du sterno-cleido-mastoïdien. Malgré le traitement de Tufnell et l'iodure de potassium à haute dose, le sac grandit et menaça bientôt de se rompre. Le 24 juin 1884, M. Hulke introduisit par la canule d'un trocart de Southey, 12 mètres de fil d'acier. Cela amena bientôt une augmentation de consistance de la tumeur au niveau de l'orifice de ponction. Mais, au milieu d'août, survinrent des phénomènes de compression de la trachée ; l'anévrysme avait augmenté de volume dans la direction du cou. M. Pearce Gould choisit cet endroit pour introduire à peu près 10 mètres 1/2 de fil métallique.

Cette fois, il n'y eut pas d'amélioration et une attaque de dyspnée emporta le patient, neuf jours après. A l'*autopsie*, l'anévrysme fut trouvé en communication avec l'aorte ascendante par un large orifice. Le sac, à sa partie supérieure, était formé par une simple couche de tissu conjonctif. C'est là qu'on trouva le fil métallique englobé dans un caillot remplissant toute la partie supérieure de la cavité. La portion inférieure de la tumeur comprimait la trachée immédiatement au-dessus de sa bifurcation.

---

(1) *Jahresbericht der gesammten Medicin.* 1885. Vol. II, page 144.

(2) *Semaine médicale*, 3 mars 1886, page 89.

J'arrive maintenant à un des cas les plus importants, tant à cause du succès dont fut suivi l'emploi de la méthode thérapeutique qui fait l'objet de ce travail qu'à cause des difficultés rencontrées dans son application, qui nécessita la laparotomie. Je veux parler de celui du professeur Pietro Loreta (de Bologne) (1).

Un marin, âgé de 30 ans, syphilitique, était atteint d'un anévrysme traumatique de l'aorte abdominale existant depuis 21 mois environ. Son état général était profondément altéré et le menaçait, ainsi que la rupture qui paraissait imminente, d'une terminaison fatale à bref délai. L'opération eut lieu le 18 décembre 1884. Après avoir ouvert largement la cavité abdominale et mis l'anévrysme à nu, l'éminent chirurgien de Bologne enfonça dans la tumeur un mince trocart dont la canule servit à l'introduction de deux mètres de fil de cuivre argenté. La poche anévrysmale ne pouvait en contenir davantage. Loreta évita le danger d'hémorrhagie en faisant glisser les unes sur les autres les couches superficielles du sac pour détruire le parallélisme des bords de la plaie due au trocart et en amenant leur contraction au moyen d'un badigeonnage avec une solution concentrée d'acide phénique. Les symptômes subjectifs s'amendèrent rapidement; le malade se trouva mieux et son état général fut considérablement amélioré. Quant à la tumeur, elle diminua de plus en plus de volume. Le 17 janvier suivant, sa consistance était devenue solide et on ne percevait plus aucun battement. Le 70e jour après l'opération, Loreta considéra son malade comme guéri et le congédia. Malheureusement, 22 jours plus tard, l'opéré mourut subitement par suite de la rupture de l'aorte, immédiatement au-dessous du sac. A la section, on trouva que le sac était réduit au volume d'une noix et qu'il était rempli par un caillot fibrineux. Il contenait le fil métallique pelotonné en boule et nullement altéré.

Pour un anévrysme de l'aorte thoracique qu'il eut à soigner, M. Barwell employa un traitement mixte, c'est-à-dire qu'il fit agir l'électricité concurremment avec le corps étranger (2).

---

(1) *Anévrysme traumatique de l'aorte abdominale*, traduit de l'italien, par le Dr P. Liebrecht.

(2) *Semaine médicale*, n° du 1er septembre 1886, page 349.

La tumeur faisait saillie à droite du sternum et avait déjà produit des symptômes graves de compression du côté du poumon gauche, malgré le repos, la belladone et l'iodure de potassium, quand on se décida pour une intervention chirurgicale. M. Barwell introduisit dans l'anévrysme, à travers une fine canule d'ivoire, quatre mètres de fil d'acier. L'extrémité de ce dernier fut mise en communication avec une batterie électrique qui agit pendant soixante-dix minutes.

Au bout de quatre heures, le contenu du sac commença à se solidifier. Mais le quatrième jour, il y eut accroissement de l'anévrysme vers le côté droit et mort à la suite de la rupture.

Cette année (en 1887), la statistique s'est enrichie de quatre nouveaux faits du même genre (1).

Le premier appartient à Henry Morris, chirurgien à Middlesex Hospital.

Il s'agit d'un homme de 46 ans, porteur d'un anévrysme de l'aorte abdominale. Pas de signe d'affection cardiaque ni vasculaire. Le traitement médical, qui fut institué pendant un mois, n'enraya pas l'accroissement de l'anévrysme. On recourut alors à l'action chirurgicale. Mais on ne put introduire qu'un pied de fil d'acier, à cause d'un obstacle insurmontable. Cependant, il n'y eut pas d'hémorrhagie. Pendant deux jours, le malade alla bien. Puis il devint excessivement agité et tomba ensuite dans le collapsus auquel il succomba, le cinquième jour après l'opération. L'*autopsie* montra qu'il n'y avait pas de péritonite. Il existait seulement une ligne d'adhérences entre le péritoine pariétal et les organes situés à l'endroit de l'incision des parois du ventre.

L'anévrysme provenait de l'aorte, à l'insertion du tronc cœliaque et était rempli par un caillot probablement dû au traitement. M. Henry Morris signale deux difficultés principales qu'il eut à surmonter pendant le cours de son opération. D'abord celle de pousser le fil à travers une canule profondément plongée dans l'abdomen. Ensuite, il était difficile de maintenir cette canule, à cause des chocs que lui imprimaient les pulsations de la tumeur.

Le *second malade* fut opéré par M. Pearce Gould, le 11 janvier 1887. Il était âgé de 48 ans et porteur d'un anévrysme de

---

(1) Les 3 cas suivants ont été relatés à la séance du 12 avril 1887 de la *Royal medical and chirurgical Society* de Londres. (*British medical Journal*).

l'aorte thoracique, excessivement volumineux. On tenta l'iodure de potassium et une alimentation restreinte pendant deux mois. La tumeur continua à s'accroître. Alors, une canule de Southey fut poussée dans le troisième espace intercostal et servit à l'introduction de 32 pieds de fil d'acier. Cela ne se fit pas sans qu'une assez forte quantité de sang ne fût perdue. On fit cesser l'écoulement sanguin par un pansement compressif. La tumeur devint plus dure. Mais, à travers une des deux ouvertures qui avaient été pratiquées, un sérum rougeâtre continua à sourdre en quantité considérable pendant plusieurs jours. En conséquence, le 17 janvier, il fallut resserrer le pansement. Le lendemain, les téguments se tuméfièrent au-dessus de l'anévrysme et, le 19, il y eut gangrène de la peau, qui fut suivie, en quelques heures, de la mort du malade. A l'autopsie, l'aorte ascendante fut trouvée dilatée et de la dimension d'une grosse orange. De la partie supérieure de cette dilatation partait un anévrysme sacciforme, gros comme une noix de coco. On pouvait distinguer à la tumeur une partie intra-thoracique et une partie extra-thoracique. Tandis que cette dernière n'était délimitée que par du tissu musculaire infiltré, la première était pourvue d'un sac bien limité, mais fort peu épais. Le fil formait, avec un caillot fibrineux lâche, une masse très dure remplissant à peu près le sac, sans adhérer à sa paroi.

M. Hulke a employé de nouveau la méthode thérapeutique en question, le 23 février 1887.

Un matelot, affecté d'un grand anévrysme au côté droit de la nuque, était entré à Middlesex Hospital, en août 1886. On lui prescrivit l'iodure de potassium à haute dose jusqu'en octobre, époque à laquelle on institua dans toute sa rigueur le traitement de Tufnell, qui fut continué jusqu'en janvier 1887. Après une amélioration passagère, l'anévrysme se reprit à croître et arriva au niveau du bord inférieur du corps thyroïde. L'intervention chirurgicale ayant été décidée, M. Hulke fit pénétrer, à l'aide de deux pinces, 33 pieds de fil d'acier à travers une canule maintenue par un assistant. L'accroissement en volume ne fut pas enrayé et, quinze jours plus tard, le malade décéda. L'autopsie fut faite. On vit que l'anévrysme partait de la sous-clavière ; que le fil était entouré d'un petit caillot et n'avait déterminé aucune inflammation.

M. Hulke en conclut lui-même que, en tous cas, l'opération n'avait pas fait de mal.

Enfin Lépine, (de Lyon) (1), rapporte un cas d'anévrysme de l'aorte, où il a obtenu la guérison par l'introduction d'un ressort de montre. Il n'a pas employé de canule et a introduit directement dans l'anévrysme le ressort aiguisé en fer de lance. Il n'y eut pas d'hémorrhagie. La tumeur devint dure et ratatinée. La guérison persistait encore le 8 octobre 1887, époque à laquelle le patient n'avait pas quitté l'hôpital. Lépine recommande d'essayer ce traitement dans les anévrysmes sacciformes siégeant à la face antérieure de l'aorte ascendante. Il n'a pas observé la production d'embolie et ne pense pas qu'elle soit à craindre dans de tels cas.

Tels sont, à ma connaissance, les quinze cas dans lesquels on a mis en pratique l'introduction de corps étrangers dans la poche anévrysmale. Je les ai exposés simplement, pour le moment, me réservant d'y revenir et de les discuter à la fin de ce travail. En présence des résultats de cette statistique, il faut se demander comment se comportent les corps étrangers au sein du système musculaire.

Quelle influence ont-ils sur la coagulation du sang. Leur présence exerce-t-elle une irritation quelconque sur les vaisseaux et quels sont ceux qui sont le mieux tolérés? Enfin, ces points élucidés, peut-on espérer employer avec succès cette thérapeutique dans le traitement des anévrysmes? Dans l'affirmative, ne pourrait-on trouver une méthode qui, en offrant peu de danger, permît d'introduire des corps plus volumineux qu'on ne l'a fait jusqu'à présent?

C'est à l'expérimentation sur les animaux que revenait naturellement le droit de trancher cette question. Déjà le professeur Loreta, auquel est due la belle opération relatée plus haut, a recherché expérimentalement l'action du fil de cuivre argenté dans la carotide primi-

(1) *Centralblatt für Chirurgie*, 1887, n° 41, page 775.

tive de lapins et d'agneaux (1). En enfonçant deux centimètres de ce fil, il trouve un caillot fibrineux constitué le cinquième jour. Quarante jours après, les fils sont restés sans altération aucune.

Les expériences auxquelles je me suis livré, de mon côté, ont été faites sur des chiens. Elles ont porté sur un plus grand nombre de substances, lesquelles ont été introduites dans différents vaisseaux.

Avant d'aborder la description détaillée des essais que j'ai tentés, il convient de dire qu'ils ont été accomplis avec la plus rigoureuse antisepsie. Avant chaque opération, le champ opératoire a été soigneusement rasé, lavé à l'eau et au savon d'abord, à la solution carbolique à 5 0/0 ou à la solution de sublimé corrosif à 1 0/00 ensuite. Toutes les parties avoisinantes étaient recouvertes de compresses de linge préalablement désinfecté par l'ébullition dans l'un de ces deux liquides. Les instruments, les fils à suture, après avoir été également bouillis, étaient plongés, tant que durait l'opération, dans l'acide phénique en solution à 2 1/2 p. 0/0. Inutile d'ajouter que l'opérateur et ses aides se désinfectaient soigneusement les mains à l'eau, au savon et à la solution phéniquée ou sublimée. Quant au corps à introduire dans la lumière artérielle, la façon de le désinfecter variait avec sa nature. J'en parlerai plus loin à l'occasion de chaque expérience en particulier. Je décrirai ici, d'une façon générale, la marche d'une de mes opérations, afin d'éviter les redites, quitte à insister dans la suite sur telle ou telle modification qui y aurait été apportée. Le chien, fixé dans le décubitus dorsal, est anesthésié au moyen d'injections hypodermiques de morphine. Toutes les précautions antiseptiques prises, comme je l'ai dit plus haut, le vaisseau est mis à nu, après dissection des tissus à la sonde cannelée et au

(1) *Anévrysme traumatique de l'aorte abdominale*, traduit de l'italien par le Dr P. Liebrecht.

bistouri, comme on le fait pour les ligatures dans la continuité. A l'aide de l'aiguille de Deschamps, on passe sous lui deux longues anses de gros fil de soie, que l'on fait glisser l'un vers l'angle supérieur, l'autre vers l'angle inférieur de la plaie. Ces fils sont confiés à un aide qui, en exerçant dessus des tractions plus ou moins fortes, diminue à volonté la quantité de sang circulant dans l'artère et peut ainsi arrêter immédiatement toute hémorrhagie qui se produit.

Une fois le corps étranger introduit et tout écoulement de sang ayant cessé, la plaie est lavée au moyen d'une solution antiseptique. Les fils embrassant le vaisseau sont retirés et la plaie est suturée. La ligne de suture est saupoudrée d'iodoforme, badigeonnée de collodion élastique iodoformé, puis recouverte d'un pansement sec à la gaze iodoformée.

Avec ce traitement, les suites opératoires ont toujours été fort simples. La plupart du temps, la cicatrisation des plaies s'est faite par première intention. Quand elle n'a pas eu lieu, c'est que la région où avait été faite l'opération ne se prêtait pas à l'application d'un pansement antiseptique et compressif exact. Et encore, dans ces derniers cas, n'arriva-t-il jamais que le résultat définitif de l'expérience fut compromis.

Voici les différentes expériences qui ont été instituées.

N° I. — *Chienne de petite taille.* Mercredi, 24 août 1887 Injection de 1 1/2 centigr. de chlorhydrate de morphine. La carotide primitive gauche est mise à nu, un peu au-dessous du larynx. Le corps à introduire est du fil d'acier fin. Il a été chauffé, au préalable, pendant une heure, dans l'étuve sèche, à la température de 100 degrés C. Il a été conservé ensuite dans une solution d'acide phénique à 2 1/2 0/0. On enfonce obliquement dans l'artère une fine aiguille de seringue de Pravaz, qui a été chargée d'abord d'une bonne quantité de fil à introduire. Les mouvements de latéralité imprimés à l'instrument et le sang qui s'en écoule indiquent bientôt qu'on est dans la lumière du vaisseau. Le fil est alors poussé doucement vers le haut, dans le sens du courant sanguin. Quand 10 centimètres ont pénétré, il devient impossible d'en introduire davantage. La canule est retirée et le fil coupé aussi près que possible de la carotide. Pendant qu'on cherche à pousser son extrémité dans le vaisseau, il se produit une hémorrhagie qui oblige à l'abandonner dans l'épaisseur des parois. Une compression d'une demi-heure entre les doigts arrête l'écoulement du sang. L'opération est achevée comme je l'ai dit antérieurement. Pour empêcher l'animal de se livrer, à son réveil, à des mouvements qui pourraient ramener une hémorrhagie, on lui injecte de nouveau 1 centigr. de morphine.

Les suites opératoires ont été très simples. Cicatrisation par première intention parfaite. Le jeudi 6 octobre, on fait sur le même chien une nouvelle expérience. La carotide droite est mise à nu au niveau du cartilage thyroïde. Seulement l'adventice n'est pas tout à fait découverte ; on laisse subsister au-dessus d'elle une mince couche de tissu conjonctif. Cette précaution facilite beaucoup l'hémostase ; les couches conjonctives, en glissant l'une sur l'autre, détruisent le parallélisme des bords de la plaie vasculaire et favorisent la formation d'un caillot. Au moyen d'un petit bistouri pointu, on fait à l'artère une plaie à travers laquelle on introduit une tige de laminaria digitata de trois centimètres de longueur. Cette laminaria a été rendue aseptique par un séjour d'une heure dans l'étuve sèche chauffée à 85° C, au sortir de laquelle on l'a frottée avec un morceau de gaze iodoformée. Elle est poussée vers l'origine de l'artère. Cinq minutes de compression digitale mettent fin à un léger écoulement sanguin. Environ 33 heures après cette seconde opération, on sacrifie le chien et on fait son autopsie.

Elle donne le résultat suivant : *Carotide gauche.* — On y retrouve l'extrémité du fil d'acier perdu dans la paroi artérielle. Depuis un centimètre et demi plus bas que le point d'introduction du corps étranger jusqu'à l'endroit où elle se divise en carotide interne et carotide externe, l'artère présente une coloration blanchâtre, une consistance plus grande qui lui donnent un peu l'aspect d'un nerf. Elle est assez adhérente au tissu conjonctif ambiant, en un point surtout, où il est impossible d'en faire une dissection parfaite. A l'angle de la mâchoire inférieure, on aperçoit le fil métallique au milieu du tissu musculaire. Là, il est sorti du système vasculaire, a pénétré dans le tissu environnant, où il s'est recourbé de manière à former une anse de 3 centimètres 1/2, dont les bouts sont placés parallèlement l'un à côté de l'autre. En cet endroit, pas la moindre trace de réaction inflammatoire ni d'hémorrhagie. L'artère est très difficile à ouvrir et à étaler, parce que son calibre est diminué et parce qu'elle contient un caillot excessivement adhérent. Ce caillot est âgé de 45 jours. Il est blanc, mince, de consistance ferme et si intimement uni à l'artère, qu'en certains endroits, la paroi de celle-ci se déchire et laisse des brides fixées au thrombus. Il s'étend depuis un point situé à 2 millimètres en dessous de la porte d'entrée du fil d'acier jusqu'à celui où se fait la division du tronc primitif. Là, on peut le suivre, jusqu'à une courte distance, dans la branche qui a été perforée et qui se dirige en dedans. Il envoie un prolongement plus petit dans un autre vaisseau cheminant du côté externe. *Carotide droite.* — Sur un parcours de 5 centimètres, elle présente une couleur rouge-brun foncé et une augmentation de volume et de consistance assez considérable. Elle est manifestement thrombosée sur toute cette étendue. La dissection est beaucoup plus aisée que du côté droit. Le caillot que contient l'artère n'est nullement fixé aux parois ; il est d'un brun noir, volumineux et mou, et enveloppe complètement la laminaria qui n'est pas visible. Il atteint l'origine de la thyroïdienne supérieure sans y pénétrer. Sa longueur est d'un peu plus de cinq centimètres. C'est un thrombus d'à peu près trente-trois heures. L'examen des autres organes démontre que le cerveau, les poumons, le cœur, le foie, la rate sont restés sains. Nulle part il n'y a trace de suppuration ni d'embolie.

N° II. — *Petit chien* (sexe femelle). Mercredi 7 septembre 1887. Un centigramme et demi de morphine en injection hypodermique. On isole la carotide primitive gauche, dans laquelle on enfonce une canule de seringue de Pravaz. On se sert encore de fil d'acier préparé comme pour la première opération et on en fait pénétrer 9 centimètres 1/2, après laquelle quantité il devient impossible d'en introduire davantage. On injecte de nouveau 1/2 centigramme de morphine après l'opération. Jeudi 13 octobre 1887. Trente-six jours plus tard, on sacrifie et on autopsie l'animal. La plus grande partie de la plaie est cicatrisée au point qu'on ne retrouve plus sa trace. Mais, au bas du cou, il persiste une fistule assez large. Elle conduit dans une petite cavité tapissée de bourgeons charnus où l'on retrouve un centimètre et demi de fil d'acier. Ce dernier est sorti de l'artère et, par sa présence, a déterminé la formation de la fistule. Toute la carotide gauche est mise à nu depuis son origine à l'aorte jusqu'à sa bifurcation. Elle est plus blanche, plus dure et plus mince qu'à l'état normal, depuis le point où s'aperçoit le fil métallique jusqu'à la naissance d'une artère qui se rend à l'œsophage. De là, jusqu'à la bifurcation, la diminution du calibre est beaucoup moins accusée. Il est facile de se convaincre déjà, avant d'ouvrir le vaisseau, que le fil d'acier s'est incurvé en dedans et s'est engagé dans l'artère œsophagienne. Dans toute sa partie rétrécie, la carotide est fortement unie au tissu conjonctif adjacent et s'en laisse malaisément séparer. Elle est ouverte suivant sa longueur. La lumière vasculaire se termine en cône un peu au-dessous de l'endroit d'introduction du corps étranger. Elle disparaît entièrement jusqu'à l'artère qui se rend à l'œsophage. Celle-ci laisse voir, à son intérieur, un centimètre et demi de fil d'acier. Partout, celui-ci s'est entouré d'un caillot extrêmement adhérent. Là où il n'y a pas de fil, les différents vaisseaux sont restés perméables. Le cerveau, les poumons, le cœur, le foie, la rate ne présentent rien de particulier.

N° III.— *Petit chien* (sexe mâle). Samedi 17 septembre 1887 : injection hypodermique de 3 centigr. de morphine. La carotide droite est ponctionnée, un peu au-dessous du cartilage thyroïde, au moyen d'une aiguille de Pravaz. Mais le vaisseau est de petit calibre ; la canule se manie difficilement et, à un moment donné, perfore la paroi opposée. On l'abandonne et on introduit directement, par la plaie artérielle, 20 centimètres de fil de cuivre nickelé plié en double, et que l'on dirige vers le bas. En voulant en introduire une nouvelle quantité, on s'aperçoit qu'elle passe par la plaie existant à la paroi opposée de l'artère. On en fait pénétrer alors 14 centimètres, mis également en double, vers le haut. Ce fil de cuivre nickelé a été bouilli et conservé dans la solution carbolique à 5 0/0. Lundi, 3 octobre 1887. Il y a seize jours que l'opération a eu lieu ; la plaie s'est réunie par première intention, et il n'en reste presque plus de trace. On tue le chien, dont on fait la section. A l'endroit où a été introduit le fil de cuivre nickelé, on retrouve la trace d'une très petite extravasation sanguine en voie de résorption. A partir de ce point jusqu'à la division de la carotide primitive, celle-ci est fortement dilatée, d'une consistance ferme et d'une couleur brune très foncée. Toute la partie inférieure a conservé ses caractères normaux. Incisée suivant sa longueur, elle montre un caillot brun foncé, volumineux, surtout là où a eu lieu la pénétration du corps étranger. Le thrombus est déjà fortement adhérent au vaisseau, dont la tunique interne se déchire et reste par ci par là accolée au caillot. Celui-ci se continue vers le haut, dans une petite artère aboutissant à un ganglion lymphatique et envoie un éperon dans les artères afférentes, à l'exception de la thyroïdienne supérieure. Le fil de cuivre a pénétré de 1 centimètre dans l'artère qui va au ganglion lymphatique et y apparaît, dépouillé de sa couche de nickel. Dans ce petit vaisseau, le caillot est blanchâtre, en voie d'organisation plus avancée et plus adhérent aux parois. L'extrémité inférieure du caillot s'effile et se contourne en spirale pour se continuer avec un thrombus formé *post mortem,* qui arrive jusque près de la naissance de la carotide primitive. Comme on le voit, le premier morceau de fil de 10 centimètres de long qui a été introduit n'a pas été retrouvé ; il n'a déterminé la formation d'aucun caillot. On ne peut expliquer cette particularité de l'opération qu'en admettant qu'il a passé à travers la seconde plaie faite à la paroi opposée de l'artère dans les espaces intermusculaires, où les contractions des muscles du cou lui auront fait accomplir des migrations à la suite desquelles il nous a échappé. Je ne puis m'empêcher de faire remarquer ici, en passant, combien le vaisseau a peu souffert de ce traumatisme involontaire. Du côté du cerveau, du cœur, des poumons, du foie, de la rate, rien de particulier.

N° IV. — *Chienne d'assez forte taille.* Jeudi 22 septembre : administration de 6 cent. 1/2 de morphine par la voie souscutanée. Le corps qu'on se propose d'introduire est du crin de cheval. Pour le désinfecter, on l'a laissé séjourner dans une solution de sublimé à 3 0/00 pendant 20 heures ; puis, on l'a passé dans de l'éther iodoformé. Après y être resté trois heures, il a été séché. Ce mode de préparation a l'avantage de donner un crin de cheval aseptique, en lui conservant toute sa résistance, tandis que l'ébullition le rend tout à fait mou.

La carotide droite est mise à nu, un peu en dessous du larynx. On y plonge une canule de Pravaz chargée de crin de cheval sans réussir à faire pénétrer ce dernier. Renonçant à ce moyen, on fait, dans la paroi vasculaire, à l'aide d'un bistouri pointu, une petite plaie par laquelle on introduit trois crins ayant respectivement : 50, 40 et 30 centimètres de long. L'opération est achevée comme à l'ordinaire. A partir de ce jour, la canule de Pravaz a été définitivement abandonnée dans mes expériences. Cet instrument présente plusieurs inconvénients : d'abord, il est difficile de le manier dans un vaisseau qui n'est pas de très fort calibre, sans amener des délabrements plus ou moins grands dans la paroi. En outre, l'animal perd par là une quantité de sang, minime à la vérité, mais qui, en se coagulant dans son intérieur, gêne beaucoup la progression du corps à introduire. Si, une première quantité de fil étant épuisée, on veut en faire pénétrer une seconde, il est impossible de retrouver la lumière de l'aiguille au fond de l'entonnoir. Enfin, si un obstacle arrête la marche du fil dans le vaisseau, il arrive assez souvent que, par les efforts qu'on effectue pour le franchir, la canule s'échappe du vaisseau. Dans toutes les expériences suivantes, j'ai tout simplement ponctionné l'artère avec un bistouri fin ; si l'on a soin de ne pas trop la dénuder, l'hémorrhagie n'est pas à craindre. Il arrive même souvent que, lorsqu'on a essuyé la goutte de sang qui a fusé le long de la lame et qu'on veut introduire le corps étranger, on a quelque peine à retrouver la plaie qu'on vient de faire. Lundi, 6 octobre 1887. La plaie du cou est parfaitement guérie.

Nouvelle opération : 8 centigrammes de morphine. Le vaisseau qui sert à l'expérience, est la crurale droite ; le corps étranger est du fil d'argent fin soigneusement désinfecté. L'artère est mise à nu tout contre l'arcade crurale, et ponctionnée au bistouri. Après introduction de 4 centimètres de fil, celui-ci rencontre un obstacle. En cherchant à le vaincre, on perfore l'artère et on est obligé de retirer le fil et de comprimer. L'hémorrhagie est vite arrêtée et le fil, dont on a recourbé le bout pour avoir une extrémité mousse, est introduit de nouveau. On parvient à en faire entrer 36 centimètres ; pas d'hémorrhagie subséquente. Sutures, iodoforme et collodion iodoformé comme dans les cas précédents ; seulement, vu la région, il est impossible d'appliquer un pansement compressif. Samedi 5 novembre 1887 : on sacrifie la chienne. Il persiste, dans l'aine droite, une petite plaie en voie de guérison par bourgeonnement. On enlève, en un seul paquet, la crurale, les iliaques externe et primitive droites, l'aorte, le tronc brachio-céphalique et les deux carotides avec leurs principaux vaisseaux afférents. L'incision longitudinale de ces vaisseaux donne les résultats suivants : le fil d'argent s'aperçoit, depuis la crurale jusqu'à l'origine de l'iliaque primitive, sans trace de thrombus. Mais, à son entrée dans l'aorte abdominale, il s'enveloppe d'un manchon de fibrine qui le tient attaché à la paroi artérielle sur un parcours de 6 à 7 centimètres. La même disposition est reproduite, sur une étendue de 1 cent. 1/2, un peu en dessous de la naissance du tronc cœliaque. On peut le suivre jusqu'à la crosse de l'aorte, où il s'engage dans la carotide primitive gauche, puis s'incurve pour passer dans une petite artère se dirigeant en dedans, qui en contient 2 centimètres. Dans ce trajet, il est dépourvu de caillot, si ce n'est une gaine fibrineuse dans la petite artère. La carotide droite est thrombosée, depuis un point situé à peu de distance de la bifurcation, jusqu'à 2 centimètres du tronc brachio-céphalique. Le thrombus, qui mesure 10 centimètres, va en s'effilant à ses extrémités et adhère intimement à la tunique interne. Cette adhérence amène, pendant la dissection, la déchirure, tantôt de la tunique interne, tantôt du caillot, dont le centre apparaît ferme et brun. De la partie inférieure de ce dernier sort un crin de cheval qui passe dans l'aorte descendante et se termine près du tronc cœliaque. Là, on trouve les autres crins enchevêtrés et formant, avec le fil d'argent, une masse qui s'étend jusqu'à l'origine des deux iliaques primitives. Cet amas est en partie enchâssé par de la fibrine dans la paroi aortique sur une étendue de 10 centimètres environ, à partir des iliaques. Trois morceaux de crin, sortant de cette masse, passent dans le tronc cœliaque et dans l'artère splénique, où ils sont réunis entre eux par un étui fibrineux en un faisceau de 5 cent. 1/2 de long. Comme on le voit, le fil d'argent et les crins de cheval ont suivi, dans l'appareil vasculaire, les trajets les plus singuliers. La disposition affectée par les crins de cheval ne peut guère s'expliquer qu'en admettant que, après avoir déterminé la thrombose de la carotide droite, ils se sont ramollis dans le milieu chaud, humide, où ils se trouvaient placés. Une partie a alors cédé à l'effort puissant de la colonne sanguine agissant à la crosse de l'aorte et est allée se tasser dans la partie inférieure de l'aorte. En effet, ces crins de cheval sont devenus beaucoup moins résistants que lors de leur introduction.

N° V. — *Grand chien* (du sexe mâle). Mercredi 12 octobre 1887 : on administre 9 centigrammes de morphine par la voie hypodermique. La crurale droite est découverte et ponctionnée au bistouri à 3 1/2 à 4 centimètres en dessous du ligament de Poupart. On ne parvient pas à introduire plus de 3 centimètres de fil d'argent, qui s'arrête en haut contre la paroi opposée du vaisseau. Celui-ci est incisé plus haut, tout contre l'arcade crurale. Alors, on peut introduire, avec la plus grande facilité, 58 centimètres de fil d'argent ; on ne s'arrête que quand on éprouve une résistance assez forte. Samedi, 22 octobre 1887 : Comme la région ne se prêtait pas à l'application d'un pansement compressif exact, la plaie ne s'est cicatrisée qu'à ses extrémités. Le milieu s'est rouvert et laisse apercevoir une cavité assez profonde tapissée de bourgeons charnus. Cependant, il n'en résulte, pour l'animal, d'autre inconvénient qu'une claudication qu'il surmonte facilement, quand il veut courir. Pas la moindre trace de gangrène ni de paralysie des extrémités. L'opération, qui fut faite ce jour-là, eut pour but d'introduire dans la carotide droite du catgut ou du tendon de baleine. Mais le peu de rigidité de ces corps ne permit pas d'y réussir. Aussi, je n'aurais pas relaté ce fait ici, s'il ne m'avait procuré l'occasion de pratiquer la suture du vaisseau.

Il avait fallu faire dans la carotide une boutonnière longitudinale assez grande (3 millimètres). Pour mettre fin à l'hémorrhagie, je pris une fine aiguille à coudre ordinaire que je chargeai de crin de cheval rendu aseptique par un séjour prolongé dans une solution d'acide phénique à 5 0/0. Je suturai l'artère d'après le procédé employé par de Lembert pour l'intestin. Je passai le crin dans les couches superficielles de la paroi artérielle et dans les gaines conjonctives qui l'entourent, à quelque distance de la plaie, pour ressortir tout près du bord de celle-ci. Passant par-dessus la boutonnière, je fis de même de l'autre côté, de façon qu'en nouant les deux chefs du fil, j'adossai les tuniques externes l'une à l'autre. Le sang cessa immédiatement de couler et je pus recoudre les téguments et appliquer un pansement antiseptique. Lundi 31 octobre 1887.

Autopsie. — La plaie cervicale est en bonne voie de guérison, la carotide droite en très bon état. Elle est restée perméable sur toute son étendue et présente le crin de cheval qui a servi à la suture vasculaire. Ce dernier n'a amené aucune irritation. *Crurale droite.* — Le plaie des téguments n'est pas encore arrivée à cicatrisation complète, mais elle est devenue beaucoup plus superficielle. L'artère est disséquée, ainsi que l'iliaque externe et l'iliaque primitive dans tout leur parcours. Aucun de ces vaisseaux ne montre de trace de thrombus à son intérieur. Croyant que le corps étranger n'a peut-être pas pénétré dans le système vasculaire, sans pouvoir pourtant m'expliquer la facilité avec laquelle 58 centimètres de fil métallique auraient cheminé dans les tissus, je coupe l'iliaque primitive tout contre l'aorte.

Je vois alors le fil d'argent sortir par les deux bouts de l'artère sectionnée (1). J'enlève alors toute l'aorte jusqu'à la crosse, ainsi que les vaisseaux qui en partent. Ces conduits artériels sont ouverts. Le fil métallique a remonté dans l'aorte jusqu'à la crosse; là, continuant le trajet ascendant, il s'est engagé dans la carotide primitive gauche sur une étendue de 1 1/2 centimètre. Il a pu séjourner dans ces artères sans déterminer leur thrombose et sans causer aucun préjudice à l'animal. Il existe cependant deux points, dans l'aorte, où il s'est fixé à la tunique interne par un mince manchon fibrineux. Le bout qui a pénétré dans la carotide primitive gauche y adhère de la même façon.

N° VI. *Grand chien* (mâle). Lundi 7 novembre 1887. Injection sous-cutanée de 9 centigr. de morphine. L'artère crurale

---

(1) Cette autopsie a été faite avant celle du chien n° IV.

droite est mise à nu, à l'endroit où elle passe sous le ligament de Poupart. Le corps qui sert à l'expérience est une petite brosse portée sur un long manche en fil de fer tressé ; c'est un de ces instruments dont les fumeurs se servent pour déboucher les tuyaux de leurs pipes. Son asepsie a été assurée par une heure d'ébullition dans la solution carbolique à 5 0/0 et 24 heures de séjour dans la même liqueur. Pour l'introduire, on fait au vaisseau une boutonnière longitudinale longue de 3 millimètres. Puis on fait passer la brosse par cette ouverture et on la pousse vers le haut. Quoique sa progression soit, au début, assez pénible, la perforation des parois n'est pas à craindre, les poils maintenant la tige métallique au centre de la lumière vasculaire.

D'un autre côté, celle-ci étant complètement occupée par la brosse, la plaie ne laisse pas échapper une goutte de sang. Bientôt, la brosse arrivant dans des vaisseaux plus larges, avance avec la plus grande facilité. Quand on en a introduit 27 centimètres, on coupe le manche, et, au moyen des doigts, on refoule son extrémité dans l'artère. A ce moment, le sang se met à couler. On cherche d'abord à l'arrêter par la compression ; n'y pouvant parvenir, on fait la suture artérielle avec du crin de cheval et une fine aiguille à coudre, comme plus haut. L'hémorrhagie cesse immédiatement. On recoud ensuite les téguments. Pour éviter la formation de la large fistule produite chez les autres chiens dans le pli de l'aine, on bourre la plaie de gaze iodoformée et on suture la peau par-dessus. Iodoforme et collodion iodoformé sur la ligne de suture. Le lendemain, le chien va bien. Le fourreau de la verge et la peau avoisinante sont un peu gonflés à droite. L'animal marche assez bien ; mais il laisse pencher l'arrière-train à gauche, comme s'il était atteint d'une scoliose de la colonne lombaire. L'appétit est très bon. Le surlendemain, tout gonflement a disparu au voisinage des parties génitales. L'arrière-train s'est redressé, au point qu'il ne reste plus qu'une légère trace de sa déviation, qui persiste, à un très faible degré, jusqu'à sa mort. Le chien court comme s'il ne présentait pas de plaie ; son appétit est excellent. Dans la suite, tout alla pour le mieux jusqu'au lundi 14 novembre 1887. Ce jour-là, on sacrifie le chien et on fait la section. Au point où elle porte la suture au crin de cheval, la crurale est rétrécie. On peut s'assurer de la présence d'un caillot s'étendant depuis 1 centimètre à peu près en dessous de ce point jusque non loin de l'aorte. Celle-ci, depuis sa terminaison jusqu'à la naissance des artères rénales, est fortement diminuée de calibre. Elle ne paraît pas cependant thrombosée dans tout ce parcours,

On y sent facilement le manche de la brosse, à travers les parois artérielles. Plus haut, elle est dure et accuse manifestement la présence d'un caillot. L'extrémité supérieure de celui-ci se trouve au niveau de la dixième articulation costo-vertébrale. Entre ce dernier point et la terminaison de l'aorte abdominale, on mesure 20 centimètres.

Après durcissement, les vaisseaux sont ouverts. Dans l'aorte, au niveau de l'articulation de la dixième côte à la colonne vertébrale, il existe un caillot occupant toute la lumière du vaisseau sur une étendue de trois centimètres, sans laisser voir aucun poil de la brosse. Vers le bas, ce thrombus va en diminuant d'épaisseur et, à dix centimètres à peu près de son extrémité supérieure, il se réduit à un étui fibrineux enveloppant le manche de la brosse. Dans l'iliaque primitive, cet étui augmente de volume, pour obturer complètement le vaisseau, dans l'iliaque externe et la fémorale. La coloration générale du coagulum est rouge-brunâtre.

N° VII. — Chien mâle de forte taille. — Lundi, 21 novembre 1887. — On injecte sous la peau 10 centigrammes de morphine. On fait dans l'artère crurale droite, près du ligament de Poupart, une boutonnière longue de 9 millimètres. Par cette ouverture, on introduit une tige de laminaria digitata de 2 1/2 centimètres de long. Celle-ci est portée à l'extrémité d'un fil d'argent qu'on a plié en double pour la fixer solidement dans son canal central. Le tout constitue un petit appareil d'une longueur de 12 centimètres. Laminaria et fil d'argent ont été rendus aseptiques en les chauffant pendant une heure dans l'étuve sèche à 100° C. On les pousse vers l'aorte. La plaie artérielle est ensuite refermée par trois points de suture au crin de cheval. Celle des téguments est suturée à la soie désinfectée, après qu'on l'a remplie en partie de gaze iodoformée. On saupoudre la ligne des sutures d'iodoforme, puis on la badigeonne de collodion élastique iodoformé. Pour tenir l'animal en repos pendant les premiers moments qui suivent l'opération, on injecte encore deux centigrammes de morphine. — Mardi 22 novembre : Le chien paraît atteint d'une parésie assez marquée du membre postérieur droit. Comme chez le n° VI, l'arrière-train penche du côté gauche. Appétit bon. — Mercredi, 23 novembre : Tout le train d'arrière est parésié. L'animal se tient accroupi pendant la plus grande partie de la journée. Quand il marche, il traîne la partie postérieure de son individu plutôt qu'il ne s'en sert pour avancer. S'il fait un effort pour mouvoir les pattes de derrière, celles-ci s'embarrassent et le font trébucher. L'appétit continue à être bon. — Jeudi,

24 novembre : Même situation. Le chien meurt le 18 décembre 1887. *Autopsie* : La plaie des téguments n'est pas cicatrisée et renferme une notable quantité de pus. Par suite de la présence de la laminaria, il s'est formé, dans l'aorte, un caillot dur, adhérent dans sa plus grande étendue aux parois artérielles et libre seulement dans sa partie antérieure. Le fil d'argent qui portait le fragment de laminaria est ressorti par la plaie artérielle par suite des mouvements de l'animal.

Du pus s'observe à la partie supérieure de l'aorte ; il provient de la plaie cutanée et nullement du corps introduit dans le vaisseau, puisque nous voyons, au contraire, que la laminaria a empêché cette suppuration de pénétrer dans le vaisseau n amont du caillot. Cette expérience nous montre que le repos est nécessaire après l'opération (le fil étant sorti) ; elle nous rappelle que l'antisepsie doit être aussi rigoureuse que possible. Ce dernier desideratum est facile à réaliser chez l'homme ; c'est l'impossibilité seule de tenir un animal aseptique qui est cause de la mort du chien.

N° VIII. — *Grand chien* (du sexe femelle). Lundi 21 novembre 1887. On administre 10 centigrammes de morphine par la voie hypodermique. On met la crurale droite à nu et on y fait une boutonnière de six millimètres, par laquelle on introduit, vers le haut, un morceau de gros fil d'argent, puis une tresse formée de deux fils de fer fin, l'un et l'autre d'une longueur de onze centimètres. On jette ensuite une double ligature sur le vaisseau qu'on sectionne entre les deux. On achève l'opération comme pour le chien n° VII. Mardi 22 novembre. Le chien va bien. Rien de particulier. Le chien a guéri parfaitement et a vécu jusqu'au mercredi 29 août 1888, jour où on l'a sacrifié. Les corps étrangers ont été retrouvés entourés d'un caillot qui n'obturait pas complètement les iliaques. Ils remontent jusqu'à 7 centimètres au-dessus de la bifurcation de l'aorte et là ne présentent pas de caillot.

Voulant m'assurer de la possibilité de pratiquer de pareilles opérations sur l'organisme humain, j'ai fait quelques expériences sur le cadavre. Les voici, en quelques mots :

EXPÉRIENCE I. — La crurale droite est mise à découvert, au niveau du ligament de Poupart. Incision longitudinale du vaisseau au bistouri. Une tige de laminaria digitata perforée d'un canal central et d'une longueur de 2 centimètres 1/2 est fixée sur un fil d'argent. Une goutte de cire à cacheter à chaque extrémité du canal sert à l'y assujettir. Tout ce petit appareil mesure 37 centimètres. On l'introduit dans le vaisseau et on le pousse vers le haut. A l'ouverture de la cavité abdominale, on constate que la laminaria est arrivée jusque dans la partie thoracique de l'aorte, un peu au-dessus du diaphragme. Après un séjour d'une heure, elle y a fortement gonflé ; la cire à cacheter qui coiffait son extrémité terminale est tombée. La mensuration de la distance séparant le milieu de l'arcade crurale de l'ombilic donne 20 centimètres. C'est également celle qui sépare le point d'introduction de la laminaria de la terminaison de l'aorte abdominale.

Les mêmes mesures prises sur d'autres cadavres ont donné les résultats sutvants :

Du milieu de l'arcade crurale à l'ombilic :	Du milieu de l'arcade crurale à la terminaison de l'aorte :
1° 15 centimètres.	15 centimètres.
2° 15,5 —	15 —
3° 15,5 —	15 —
4° 15 —	15 —

Expérience II. — On fait une boutonnière dans la carotide gauche, un peu plus bas que le larynx. La distance qui la sépare du bord droit du sternum, dans le deuxième espace intercostal est de 13 centimètres 1/2. On prend un morceau de laminaria digitata monté sur fil d'argent, le tout ayant la même longueur et on l'introduit dans le vaisseau, vers le bas. En ouvrant les vaisseaux, on constate que la laminaria est arrivée jusque vers le milieu de l'aorte ascendante.

Expérience III. — L'axillaire gauche est mise à nu. Incision longitudinale au-dessus de la naissance de la sous-scapulaire. On mesure la distance entre la boutonnière et l'union du tiers interne avec le tiers moyen de la clavicule ; on trouve 17 centimètres. On prend un morceau de fil d'argent, garni de laminaria de 17 centimètres de long et on le pousse vers le haut, dans le vaisseau.

La laminaria pénètre dans la sous-clavière gauche jusqu'à 6 centimètres 1/4 de son origine.

Conclusions. — Si l'on cherche quelles conclusions il faut tirer de ce travail, il convient de se demander tout d'abord comment les corps employés ont agi sur la coagulation du sang. En passant en revue les différentes expériences, on voit que certains corps (fil d'acier, fil de cuivre nickelé, laminaria) ont déterminé la thrombose des vaisseaux; d'autres, ici, ont donné des caillots, tandis que là ils n'en provoquaient pas (crin de cheval, fil d'argent; chiens n°s IV et V).

La théorie actuelle sur la coagulation du sang enseigne que cette dernière est due à l'action sur le fibrinogène du ferment de la fibrine. Celui-ci se formerait aux dépens des leucocytes (Mantegazza) ou des plaquettes sanguines (Hayem, Bizzozero), dès que ces éléments se déposent à la surface d'un corps étranger. Pour Mantegazza, cette formation de ferment de la fibrine serait d'autant plus facile que ce dernier présenterait plus d'aspérités.

Dans ces derniers temps, Freund (1) a démontré que certains corps (la vaseline, l'huile, la graisse) n'exercent pas d'action irritante sur les générateurs du ferment de la fibrine et ne jouissent pas de la propriété d'amener la coagulation du sang.

Cette théorie ne nous donne pas pleine satisfaction, à propos des résultats obtenus dans les expériences décrites plus haut. Elle ne nous explique pas pourquoi la tige de laminaria (chien n° I) a déterminé la thrombose de la carotide, après un séjour de 33 heures seulement, alors qu'on a pu laisser pendant 19 jours (chiens n°s IV et V) du fil d'argent dans l'aorte et les iliaques, sans amener leur oblitération. Elle ne nous explique pas non plus comment il se fait que le crin de cheval (chien n° IV), qui provoque la formation d'un caillot dans la carotide droite, n'en donne plus quand il se trouve dans le tronc brachio-céphalique et dans l'aorte. Enfin, je ferai remarquer que les corps qui ont le mieux fonctionné comme agent de coagulation ne présentaient pas de rugosités à leur surface. Aussi, il me paraît qu'il faut faire intervenir un autre facteur dans la coagulation

(1) *Wiener medicinische Blätter*, 1886, page 296. Freund : *Zur Kenntniss der Blutgerinnung.*

du sang au contact des corps étrangers : la vitesse du courant sanguin dans le système vasculaire. Si j'ai chaque fois réussi à amener la thrombose des carotides dans lesquelles j'introduisais des corps étrangers, c'est que ceux-ci présentaient un volume proportionné au calibre du vaisseau. Ils opposaient ainsi au cours du sang un obstacle suffisant pour en ralentir la vitesse et donner aux leucocytes ou aux plaquettes sanguines le temps de venir s'y accoler. Je m'explique ainsi comment ces corps sont dépourvus de toute action, quand ils arrivent dans un vaisseau volumineux comme l'aorte, le tronc brachio-céphalique ou les artères iliaques. Si, par-ci par-là, on a pu voir du fil d'argent comme enchâssé dans la paroi aortique au moyen d'un revêtement de fibrine, c'est que ce fil s'y était accolé par son élasticité. Il en était résulté entre lui et la tunique interne un espace capillaire, où le sang, par une stagnation plus ou moins complète, avait favorisé le dépôt des éléments formateurs du ferment de la fibrine. C'est ce qui est arrivé également pour l'amas de crin de cheval tassé à la terminaison de l'aorte abdominale (chien n° IV).

Si cette hypothèse est vraie, un corps volumineux placé dans l'aorte doit amener la formation d'un caillot, comme cela a lieu pour des vaisseaux de moindre calibre. C'est dans le but d'en vérifier l'exactitude qu'a été faite l'opération sur le chien n° VI. La brosse qui a été employée, avec ses poils dirigés perpendiculairement à l'axe de l'aorte, devait opposer au courant sanguin un obstacle suffisant et favoriser l'adhérence des leucocytes et des plaquettes sanguines. L'autopsie a montré qu'en se laissant guider par cette supposition, on ne s'était pas trompé et qu'il s'était formé un caillot. On peut donc considérer comme acquis que les corps étrangers introduits dans le système vasculaire y produisent la formation d'un thrombus, du moment qu'ils présentent un volume capable de ralentir suffisamment la vitesse du courant sanguin.

On peut dire que tous les corps dont on a fait usage dans ce travail ont été bien supportés.

Jamais les autopsies n'ont révélé la moindre trace d'endartérite aiguë. Pas non plus de septicémie ni de pyohémie. Cette tolérance de l'organisme pour les corps étrangers introduits dans les vaisseaux est due à la rigoureuse antiseptie qui a présidé à toutes les expériences. On peut avancer, en principe, que tous les corps étrangers peuvent être employés, du moment qu'ils ont été rendus aseptiques et que leurs propriétés physiques se prêtent à leur introduction au sein du système vasculaire. De là à les employer dans le but d'obtenir la guérison des anévrysmes il n'y a qu'un pas. Aussi me semble-t-il que l'on peut proposer ce procédé comme devant agir avec la plus grande efficacité sur l'obstruction des poches anévrysmales, en y déterminant la formation de caillots. Mais il va sans dire que le chirurgien doit adapter le choix de son matériel opératoire à chaque cas particulier. Et, à ce propos, j'attirerai l'attention sur le fil d'acier. Comme on l'a vu (chien n° I), il a perforé une fois une des branches de division de la carotide primitive. Ailleurs (chien n° II), le bout terminal est ressorti du vaisseau et a déterminé la formation d'une fistule. Cela dépend de ce que ce métal présente trop de rigidité. Ces deux accidents n'ont pas eu, il est vrai, de conséquences fâcheuses pour nos chiens. Mais il ne faut pas oublier qu'on avait ici à faire à des vaisseaux normaux, jouissant de toute l'élasticité voulue pour empêcher la production d'une hémorrhagie et qu'il n'en serait pas toujours de même pour un sac anévrysmal ne possédant pas cette propriété à un si haut degré. Je n'en veux pour exemple que le cas de M. Pearce Gould où une des plaies produites par le trocart donna, pendant plusieurs jours, issue à un sérum rougeâtre, ce qui nécessita une compression qui fit le plus grand tort au malade. Le même reproche ne peut s'adresser aux fils de cuivre ni d'argent. Ce sont donc, parmi les corps métalliques, ceux qui me paraissent le plus recommandables. On doit pourtant éviter d'en introduire de trop grandes quantités, qui pourraient exercer une irritation mécanique et amener le sphacèle des parois du sac. Comme on peut s'en convaincre, en lisant les faits cliniques relatés plus haut, c'est, la plupart du temps, par mètres et même dizaines de mètres que se mesurent les corps étrangers introduits dans les anévrysmes. Les chirurgiens qui ont obtenu la guérison (Bryant, Van der Meulen, Loreta, Lépine) se sont servi plutôt de petites quantités. Chez d'autres, malgré des quantités énormes de fil, des parties de sac ou des sacs secondaires n'avaient pas été atteints. Le desideratum est, en effet, non pas d'obturer le sac au moyen du corps étranger, mais d'y ralentir le courant sanguin dans toutes ses parties.

Quant au crin de cheval, il a déterminé la thrombose de la carotide dans laquelle on l'avait introduit. Cependant, au contact du sang, il est devenu moins résistant et a pu être transporté par le courant sanguin jusqu'à la terminaison de l'aorte abdominale et dans la splénique. Cette émigration est de nature à faire craindre des embolies. Cette crainte est peut-être exagérée ; mais, dans le traitement d'affections aussi importantes que les anévrysmes, on ne peut trop écarter les chances d'insuccès, si minimes qu'elles soient. J'ajouterai que le crin de cheval n'est pas, autant que les fils métalliques, apte à se disposer en spirales et, partant, à opposer au sang un obstacle capable d'en ralentir le cours. J'arrive maintenant aux bâtons de laminaria digitata. Le principal avantage qu'ils présentent, c'est l'augmentation de volume considérable qu'ils acquièrent à la suite de leur imbibition.

Pour être introduits dans un anévrysme, ils nécessiteraient naturellement une incision au scalpel des parois du sac. Je ne sais si l'on oserait recommander un pareil moyen combiné à la suture faite en appliquant les fils sur les parois de la poche ou sur les couches conjonctives qui l'enveloppent directement. Tout au moins faudrait-il considérer une pareille tentative comme excessivement hardie. Mais, en choisissant la porte d'entrée, à une certaine distance de l'anévrysme, il devient possible d'utiliser les propriétés de la laminaria. Les expériences faites sur le chien n° VI et sur le cadavre montrent que par la crurale il est possible de passer un objet assez volumineux jusque dans l'aorte. Il suffit de disposer d'un bâton de laminaria perforé d'un canal longitudinal qui puisse servir à le monter sur une tige métallique. Je ne conseillerais pas de fixer cette dernière à la laminaria au moyen de cire à cacheter, comme je l'ai fait dans mon essai sur le cadavre. Lorsque la dilatation se produit, la cire à cacheter se détache et peut jouer le rôle d'embole. Mais si l'on emploie un fil fin, on peut, en le pliant en double ou en triple, le faire tenir solidement à la laminaria. Le choix d'un fil fin aurait même cet avantage de laisser la laminaria agir seule, si le vaisseau par lequel on l'introduit présente un calibre suffisant. L'opération exécutée sur le chien n° VI montre que le corps étranger qu'on porte ainsi à distance dans l'appareil vasculaire peut être très volumineux, puisque la brosse dont on a fait usage dans cette circonstance glissait à frottement assez dur dans la crurale, du moins au début. La tige de laminaria peut égaler à peu près en volume le vaisseau qui servirait de porte d'entrée, car, à mesure qu'elle progresse, elle arrive dans des artères plus larges et partant, avance plus aisément. Rien n'empêcherait, du reste, une première tige introduite, de faire suivre, si cela était nécessaire, le même chemin à une seconde de dimensions un peu moindres. Il faudrait, pour ce faire, pratiquer dans le vaisseau une boutonnière de quelques millimètres. Les expériences faites sur les chiens V et VI prouvent qu'il est possible de la fermer par la suture. Au besoin et pour plus de sûreté on pourrait, du reste, lier ou comprimer l'artère. La marche à suivre dans l'opération ne différerait pas de celle qui a été suivie chez le chien. Qu'on me permette de donner un aperçu d'une opération de ce genre. Je suppose qu'on ait à traiter un malade atteint d'un anévrysme de la partie inférieure de l'aorte abdominale. On se propose d'amener l'oblitération de la poche par la coagulation du sang au moyen de la laminaria.

On choisit une tige de laminaria d'une épaisseur un peu inférieure au calibre de la crurale. On la fixe sur un fin fil d'argent introduit dans son canal central. La longueur à donner à tout ce petit appareil se mesure comme on l'a vu à propos des expériences sur le cadavre. Si la tumeur siège à l'origine des iliaques primitives, elle correspond à la distance qui sépare le milieu du ligament de Poupart de l'ombilic. Pour un anévrysme situé à 3, 4, 5, centimètres plus haut, il faut ajouter autant de centimètres à ceux obtenus par cette mensuration. Une fois ces dispositions prises, le malade chloroformé et le champ opératoire convenablement désinfecté, on met l'artère crurale à découvert sur une étendue de 3 à 4 centimètres, à partir du ligament de Poupart. On fend la gaine, en ayant soin de laisser subsister au-dessus de l'adventice une assez bonne couche de tissu conjonctif pour faciliter l'hémostase. On se sert de l'aiguille de Deschamps pour passer sous l'artère deux anses de gros fil de soie qu'on glisse respectivement vers les angles supérieur et inférieur de la plaie. Ils servent à diminuer à volonté la quantité de sang circulant dans le vaisseau. Le fil inférieur est confié à un assistant. Saisissant le fil supérieur entre les doigts de la main gauche, l'opérateur soulève l'artère et, à l'aide d'un bistouri pointu, y fait une boutonnière longitudinale de dimensions convenables.

Puis il introduit par cette ouverture la laminaria et la pousse vers le haut, en veillant à ne pas exercer des tractions qui pourraient plicaturer le vaisseau et gêner la progression de la laminaria. Dès que le sang sort par la plaie artérielle, ce qui arrive quand le corps étranger ne remplit plus complètement la lumière du vaisseau où il se trouve, on l'arrête en comprimant légèrement l'artère entre deux doigts de la main gauche pendant que la main droite fait avancer le fil métallique.

Quand l'extrémité de celui-ci est introduite dans le vaisseau, on procède à la suture de la plaie vasculaire, comme je l'ai montré plus haut, au moyen de crin de cheval et d'une aiguille ronde, pendant que l'assistant empêche toute hémorrhagie en tirant sur les fils. On absterge soigneusement la plaie au moyen d'un liquide antiseptique. On suture les téguments et on applique, enfin, sur le membre, un pansement antiseptique bien serré.

Pour un anévrysme développé aux dépens de la partie ascendante ou de la crosse de l'aorte, le manuel opératoire serait le même. Le vaisseau servant à l'introduction du corps étranger serait la carotide gauche. Il faut savoir seulement que, si l'on donne au fil métallique une longueur correspondant à la distance comprise entre la plaie carotidienne et le deuxième espace intercostal gauche, près du bord du sternum, on arrive jusque dans l'aorte ascendante. On peut donc calculer cette longueur, une fois qu'on connaît le siége de l'anévrysme.

S'il s'agit d'un anévrysme de la sous-clavière, la porte d'entrée sera prise à l'axillaire.

L'expérience n° III faite sur le cadavre indique comment on peut trouver la dimension à donner au fil métallique.

Ce procédé me paraît devoir être pris en considération pour différents motifs. D'abord il permet au chirurgien de porter son intervention sur un vaisseau sain, présentant donc contre les accidents consécutifs bien plus de garanties que les parois dégénérées d'un anévrysme. (Dans le récit de mes expériences, je suis parfois entré dans beaucoup de détails justement afin de montrer la tolérance des tuniques artérielles vis-à-vis des traumatismes opératoires). Ensuite, il éviterait aux malades atteints d'anévrysmes de l'aorte abdominale une opération toujours sérieuse, la laparotomie, qui, outre les dangers ordinaires qu'elle apporte avec elle, présente, dans les cas d'anévrysme, celui d'amener la rupture de la poche par la diminution de pression qui l'accompagne.

Jusqu'à présent, le plus grand reproche qu'on ait pu faire à la ligature de l'aorte abdominale, c'est de supprimer brusquement toute circulation, avant qu'un courant collatéral ait eu le temps de s'établir. L'introduction de corps étrangers n'aurait pas cet inconvénient. La laminaria ou toute autre substance, ne produisant que lentement l'obstruction de l'anévrysme, permettrait aux vaisseaux compensateurs de se dilater et de conduire le sang aux extrémités inférieures. Il est bien entendu que semblable opération ne pourrait être tentée qu'après un diagnostic exact du siège de la tumeur. Les anévrysmes qui seraient le mieux justiciables de ce procédé opératoire sont ceux qui se trouvent placés dans l'axe du vaisseau. Pour les anévrysmes sacciformes, il serait plus difficile d'atteindre la poche et l'on ne pourrait guère espérer que de porter son action sur le vaisseau, au voisinage de l'orifice de communication. Quoi qu'il en soit, la méthode me paraît encore offrir ici à peu près autant de chances que la ligature. Je ne veux, du reste, pas la préconiser dans tous les cas d'anévrysme, ni même pour tous ceux de l'aorte abdominale.

Je le répète, le chirurgien doit approprier sa thérapeutique à chaque cas particulier, commencer son traitement par des moyens plus anodins, comme la compression, si toutefois les progrès de la tumeur ne mettent pas les jours du patient en danger. Enfin, s'il a décidé de recourir à l'introduction de corps étrangers, il doit encore peser les différentes chances de succès et voir par où il y a le plus d'avantage à attaquer le sac anévrysmal. On objectera que la plupart des essais d'introduction de corps étrangers qui ont été tentés sur les malades ont été malheureux.

Mais il faut bien observer que toujours on a eu recours à cette méthode à la dernière extrémité.

Chez la plupart des patients, on avait institué déjà sans succès les traitements les plus en usage et les plus affaiblissants : l'iodure de potassium, la compression, etc. Et c'est alors que les progrès du mal menaçaient d'une rupture imminente que l'on essayait, comme *spes ultima*, l'introduction de corps étrangers. Malgré cela, la méthode compte plusieurs succès : ceux de Bryant, Van der Meuler, Loreta et Lépine. Dans les autres cas, excepté dans celui de Levis, nous remarquons que l'on a atteint le but que, en principe, on s'était proposé, c'est-à-dire que l'on a obtenu la formation d'un caillot ; mais le traitement arrivait trop tard. Ainsi, chez le malade de Moore, le fil de fer n'avait pénétré que dans un des sacs, l'anévrysme continua à augmenter de volume. Le même accroissement de volume, malgré la coagulation du sang, s'observa chez les patients de Hulke et Pearce Gould (fil d'acier dans la partie supérieure du sac seulement), Barwell et Hulke et la mort provint, soit de la compression de la trachée (Hulke et Pearce Gould), soit de la rupture (Barwell). Longstreth a aussi obtenu la formation d'un thrombus ; mais son malade succomba à la compression du poumon par la tumeur. Dans le cas de Pearce Gould, le pansement compressif serré, qu'on appliqua pour obvier à l'écoulement de sérum se faisant par la plaie du trocart exerça, par l'intermédiaire de la masse solide que formaient les caillots renfermés dans l'anévrysme, une action des plus nuisibles sur les organes de l'intérieur du thorax et, entre autres, l'aorte ascendante. Schrœtter perdit son opéré à la suite d'un œdème pulmonaire. Levis n'obtint pas, avec du crin de cheval, la coagulation du sang dans un anévrysme. Peut-être faut-il attribuer ce résultat à ce que ses crins ne se disposèrent pas, dans la poche, de façon à agir efficacement sur le courant sanguin. Dans les autres cas (Baccelli, Henry Morris), il est difficile de trouver la cause de la mort; il n'en faut probablement pas chercher d'autre que l'état d'épuisement avancé des malades. Enfin, on est en droit de penser que, pour certaines de ces opérations, l'antisepsie ne fut pas toujours employée dans toute sa rigueur. Je ne parle pas, bien entendu, des tout premières (celle de Moore, par exemple), où on n'y eut certainement pas recours. Les insuccès auxquels on s'est buté jusqu'à présent dans le traitement des anévrysmes par l'introduction des corps étrangers ne doivent donc pas nous engager à renoncer à ce procédé thérapeutique. Mais, si l'on veut en obtenir des guérisons, il faut se placer dans des conditions plus favorables qu'on ne l'a fait jusqu'à présent, c'est-à-dire ne pas l'employer seulement comme un moyen *in extremis.*

IMP. VICTOR GOUPY ET JOURDAN, RUE DE RENNES, 71.

www.ingramcontent.com/pod-product-compliance
Ingram Content Group UK Ltd.
Pitfield, Milton Keynes, MK11 3LW, UK
UKHW021116230726
13926UKWH00002B/520